목차

꽃신	 2	까치두루마기	 14
치마저고리	 3	나팔바지	 15
도포	 4	땡땡이 옷	 16
두루주머니	 5	비녀	 17
양복	 6	사물놀이옷	 18
버선	 7	모자	 19
신부 혼례복	 8	더플코트	 20
신랑 혼례복	 9	두루마기	 21
여자 교복	 10	청재킷	 22
남자 교복	 11	당의	 23
노리개	 12	선글라스	 24
족두리	 13		

꽃이 수 놓인 꽃신

신발을 선물하거나, 선물 받은 적이 있나요?

여자 한복, 치마저고리

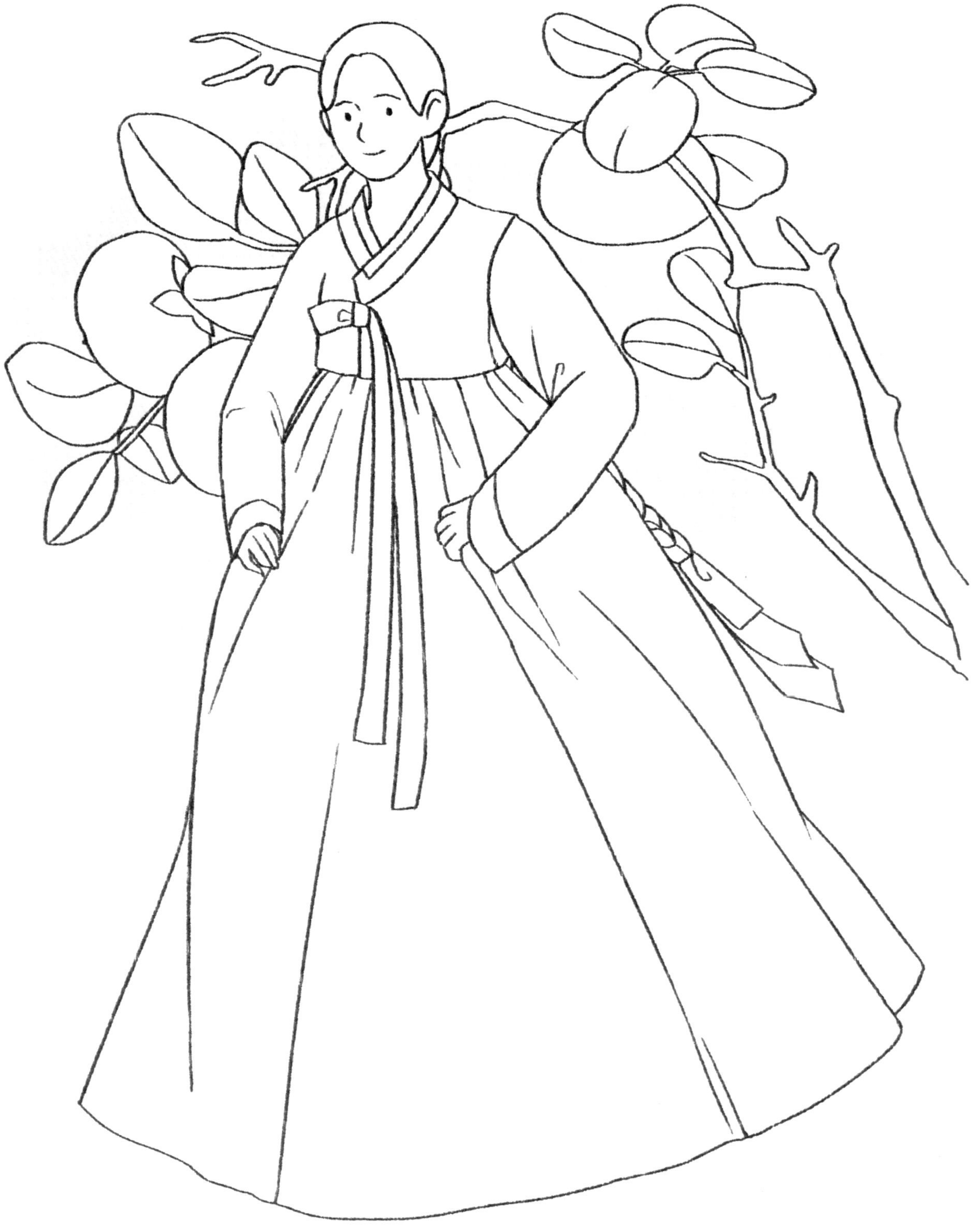

한복을 입어본 적이 있나요?

남자 한복 겉옷, 도포

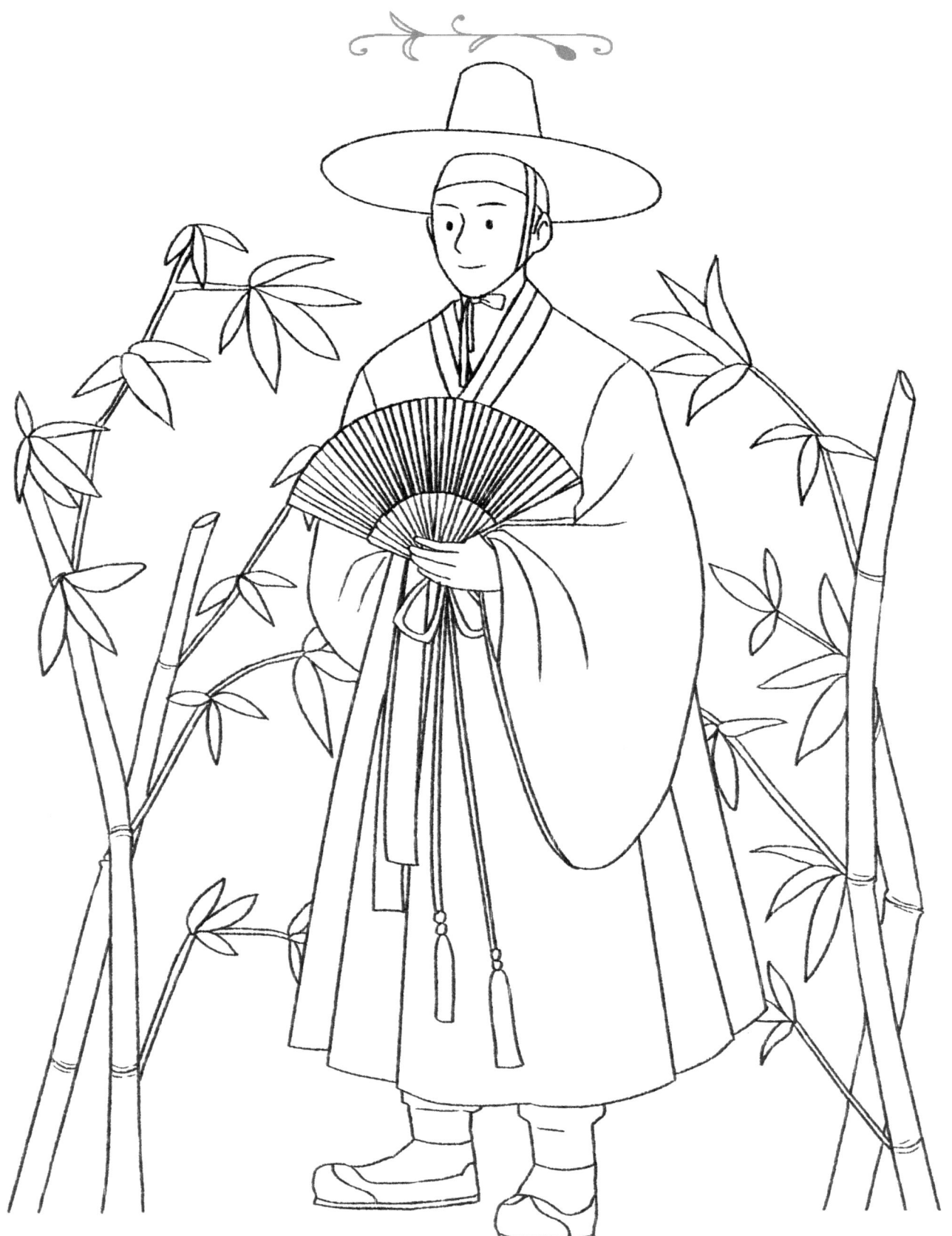

마지막으로 한복을 입은 건 언제인가요?

둥근 두루주머니

나는 주머니에 무엇을 넣고 다니나요?

옛날 아버지 양복

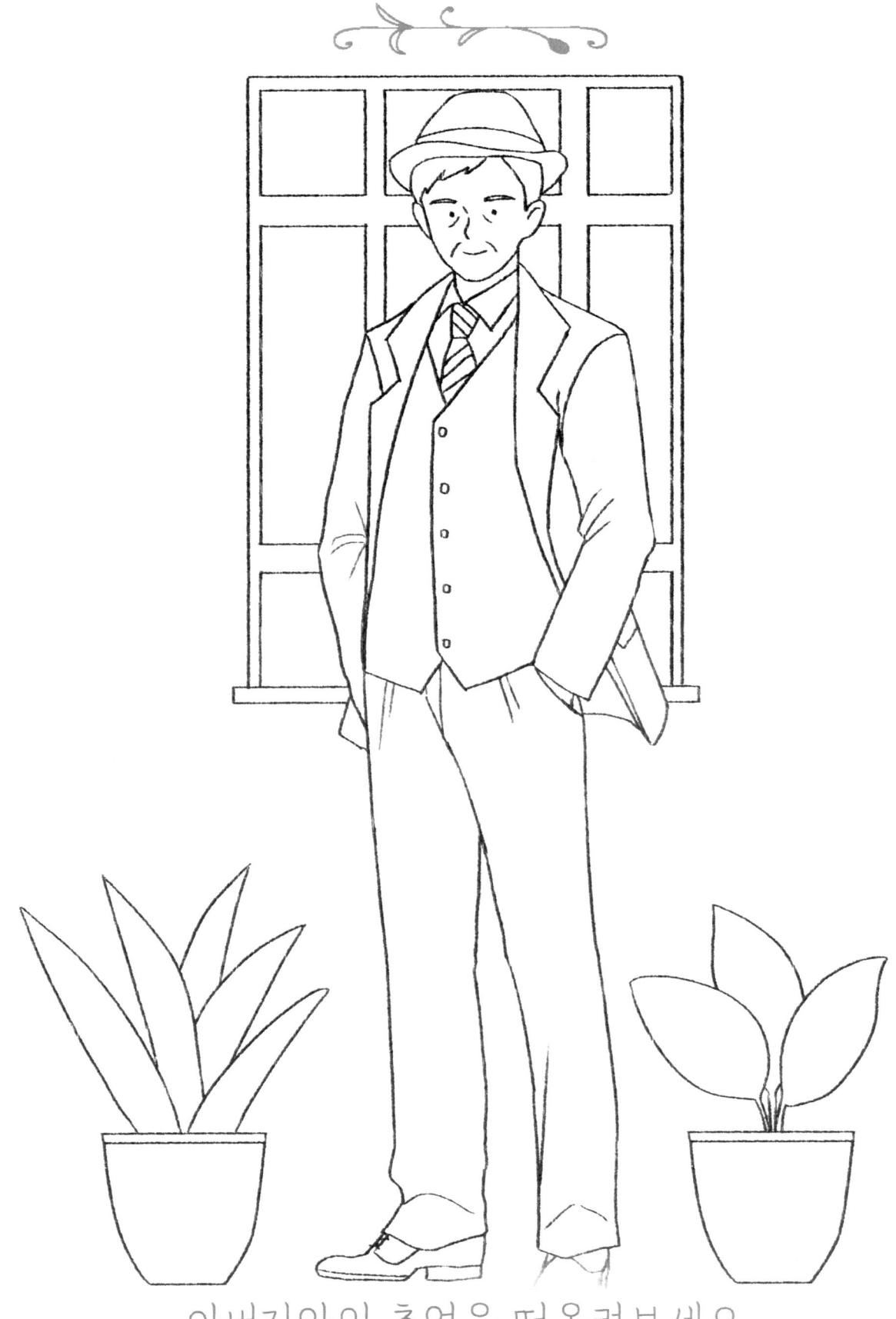

아버지와의 추억을 떠올려보세요.

따뜻한 버선

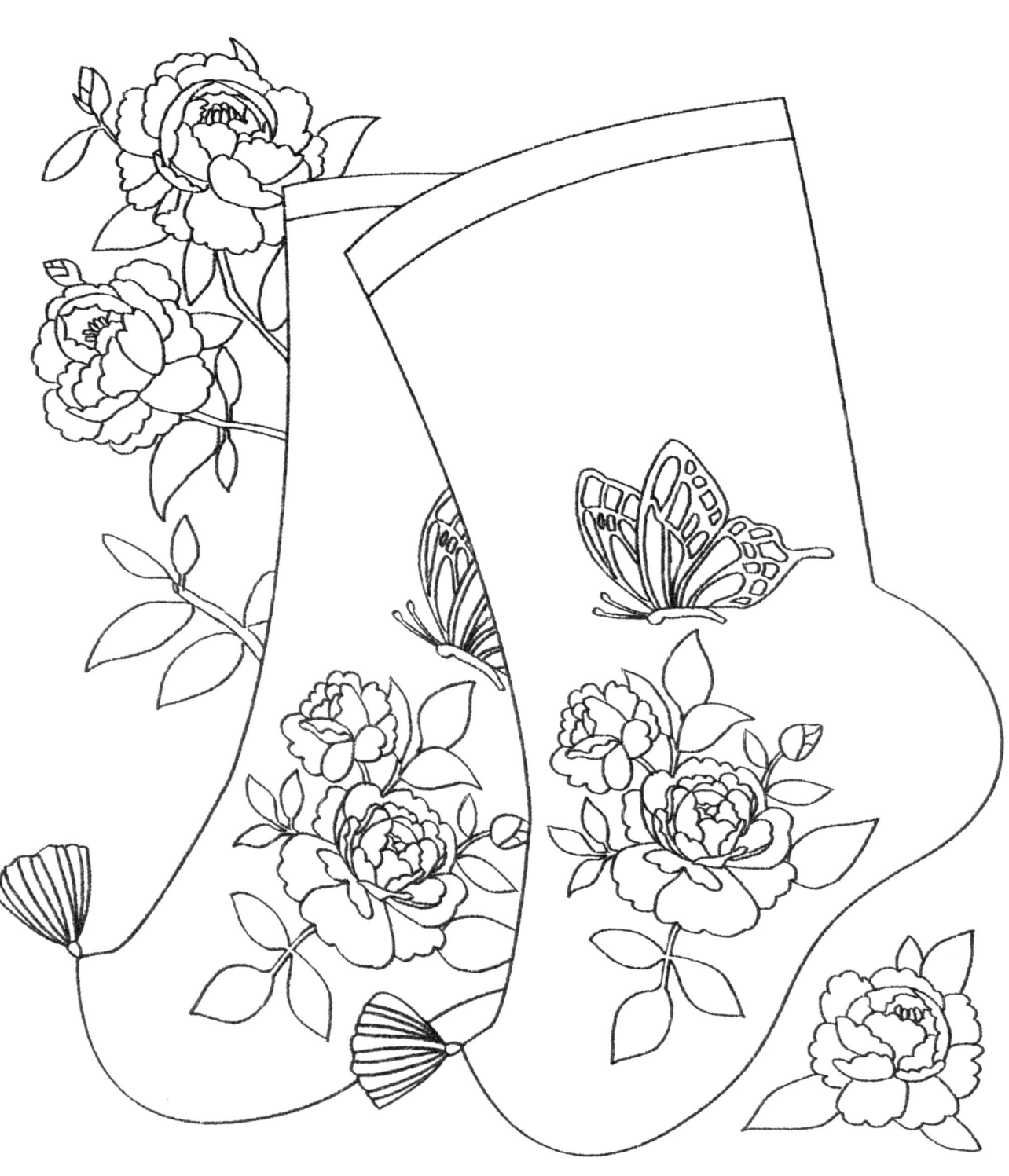

최근에 버선발로 뛰어나갈 만큼 즐거웠던 일이 있었나요?

어여쁜 신부 혼례복

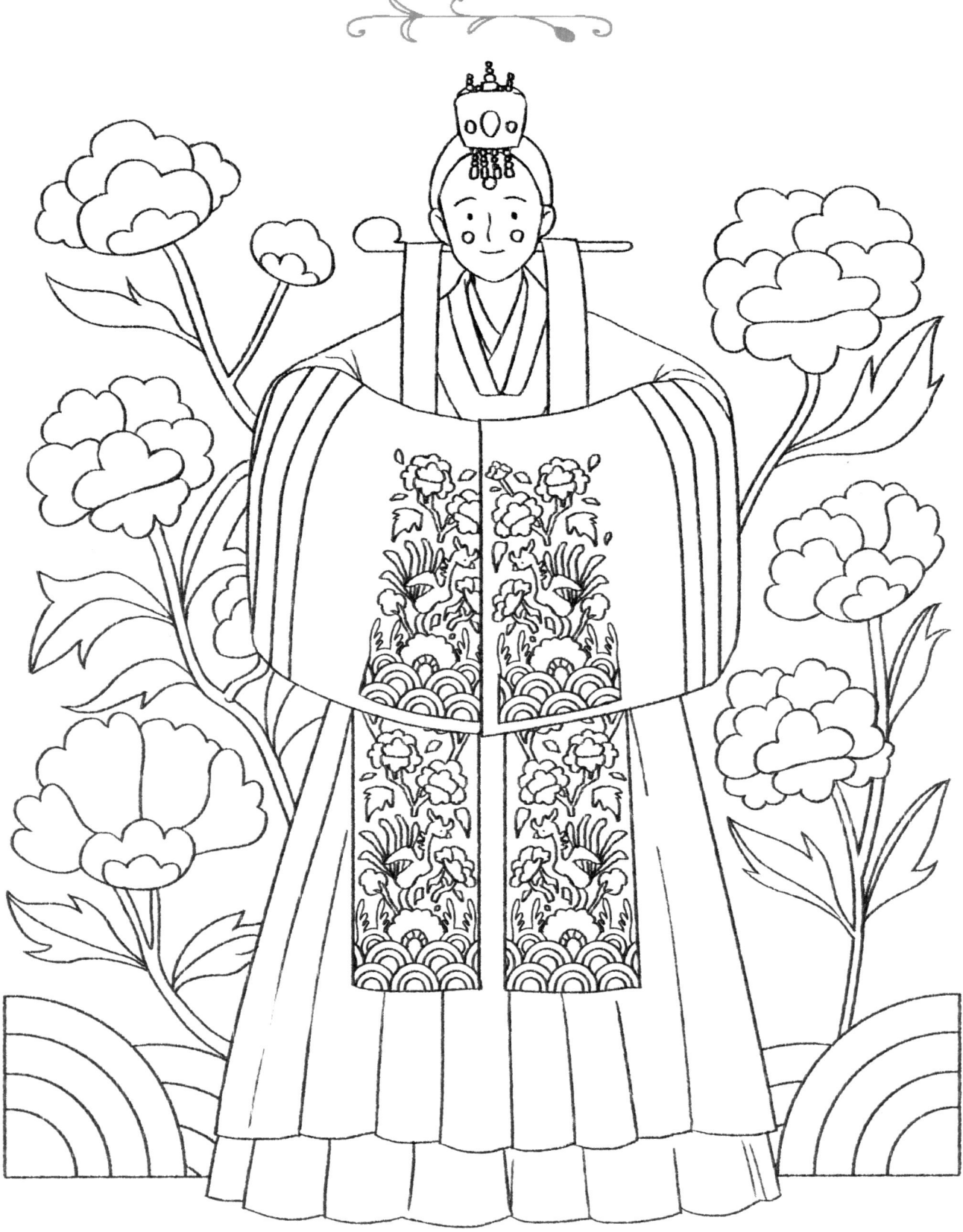

전통 혼례복을 입어본 경험이 있나요?

늠름한 신랑 혼례복

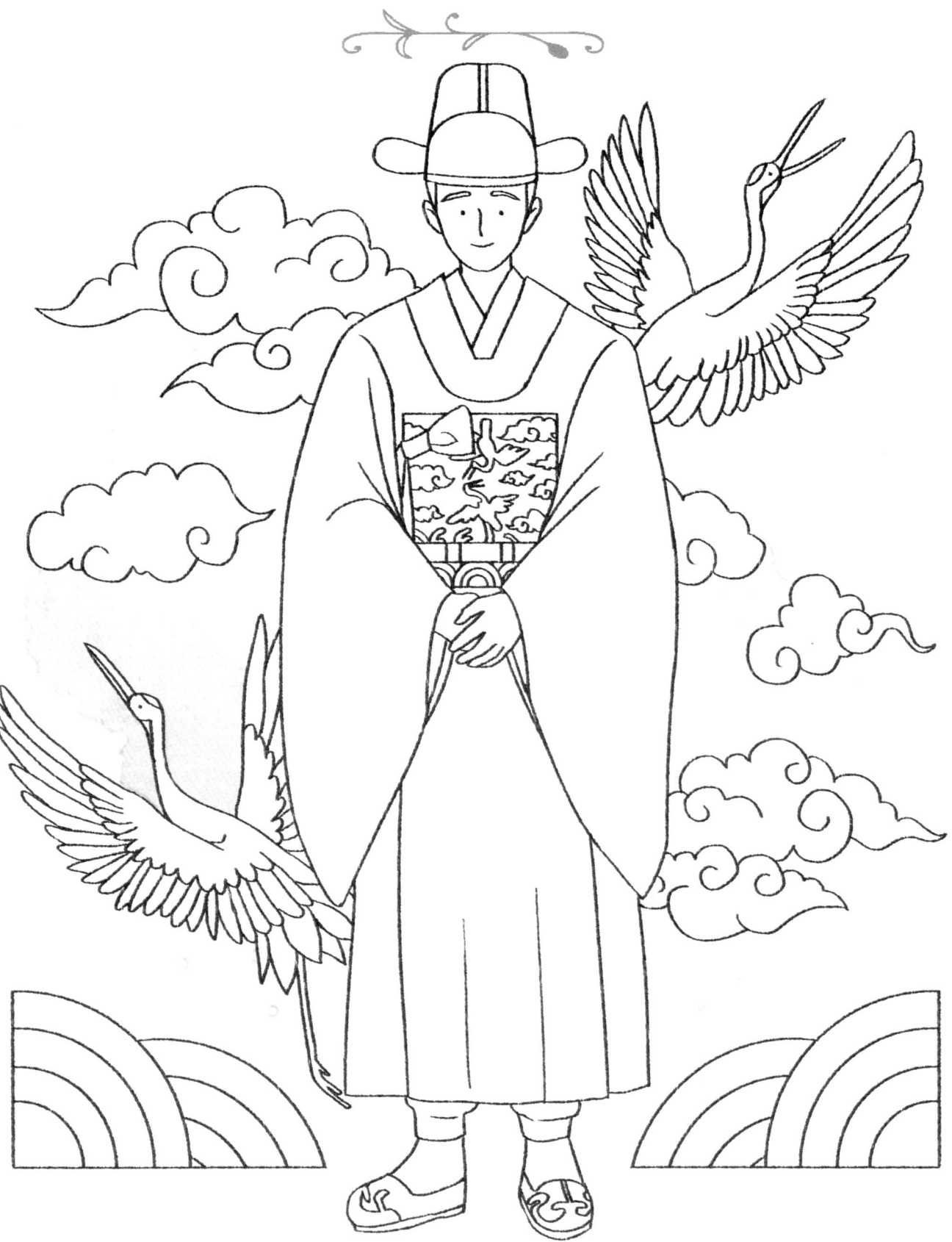

전통 혼례복을 보면 어떤 기분이 드나요?

옛날 여자 교복

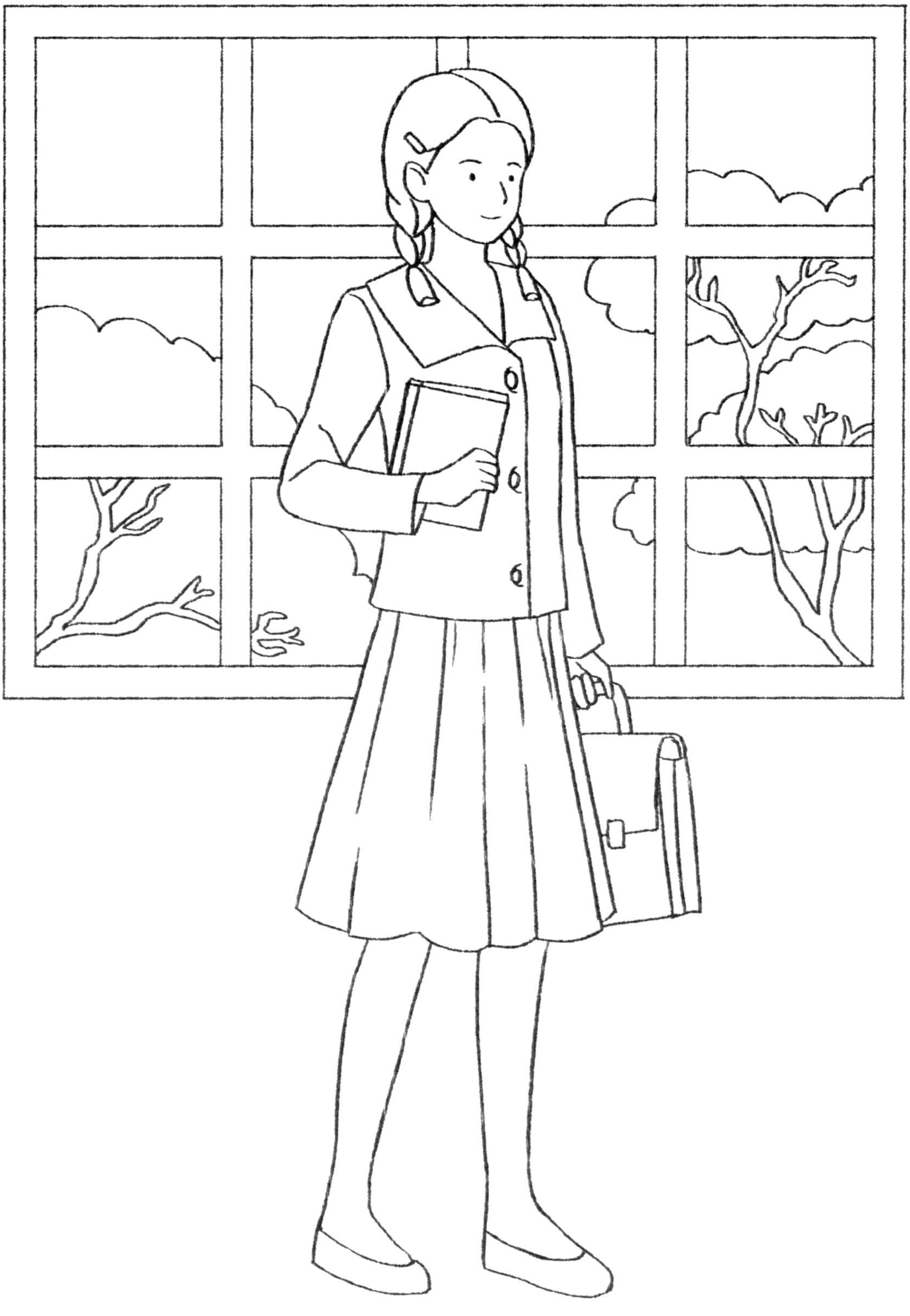

학창 시절에 좋아하던 것이 있었나요?

옛날 남자 교복

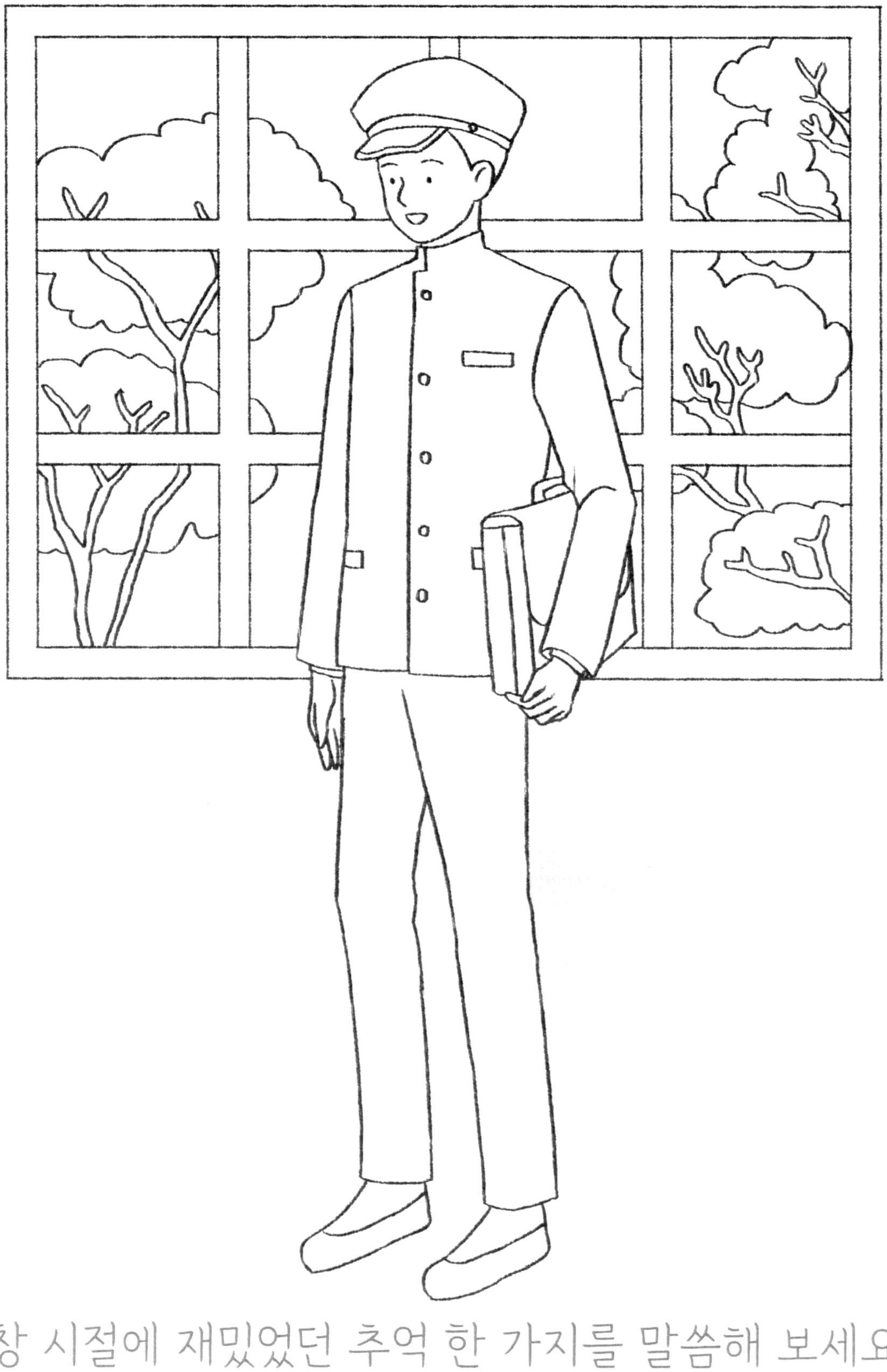

학창 시절에 재밌었던 추억 한 가지를 말씀해 보세요.

섬세한 노리개

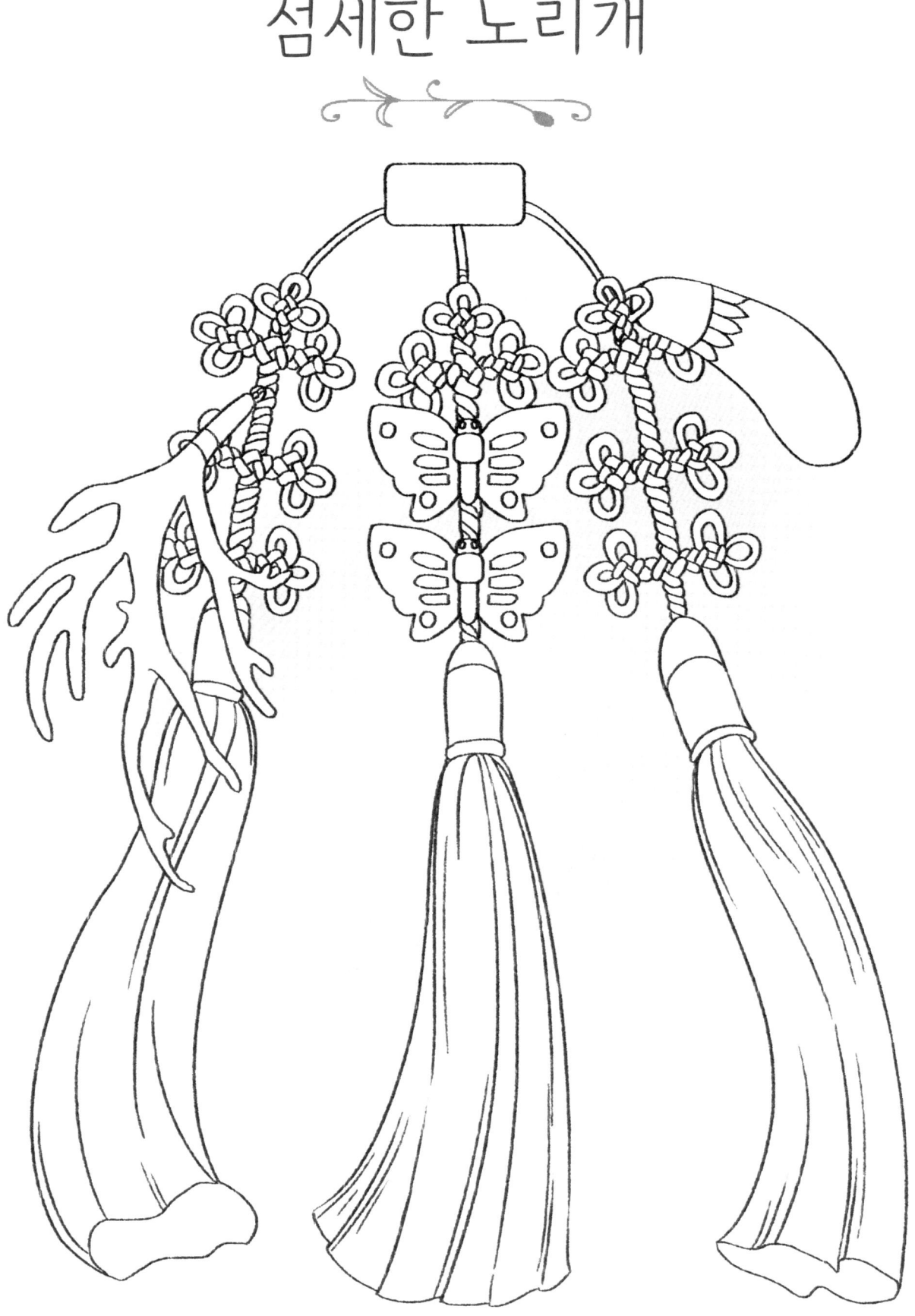

내가 가장 좋아하는 장신구는 무엇인가요?

전통 머리 장식, 족두리

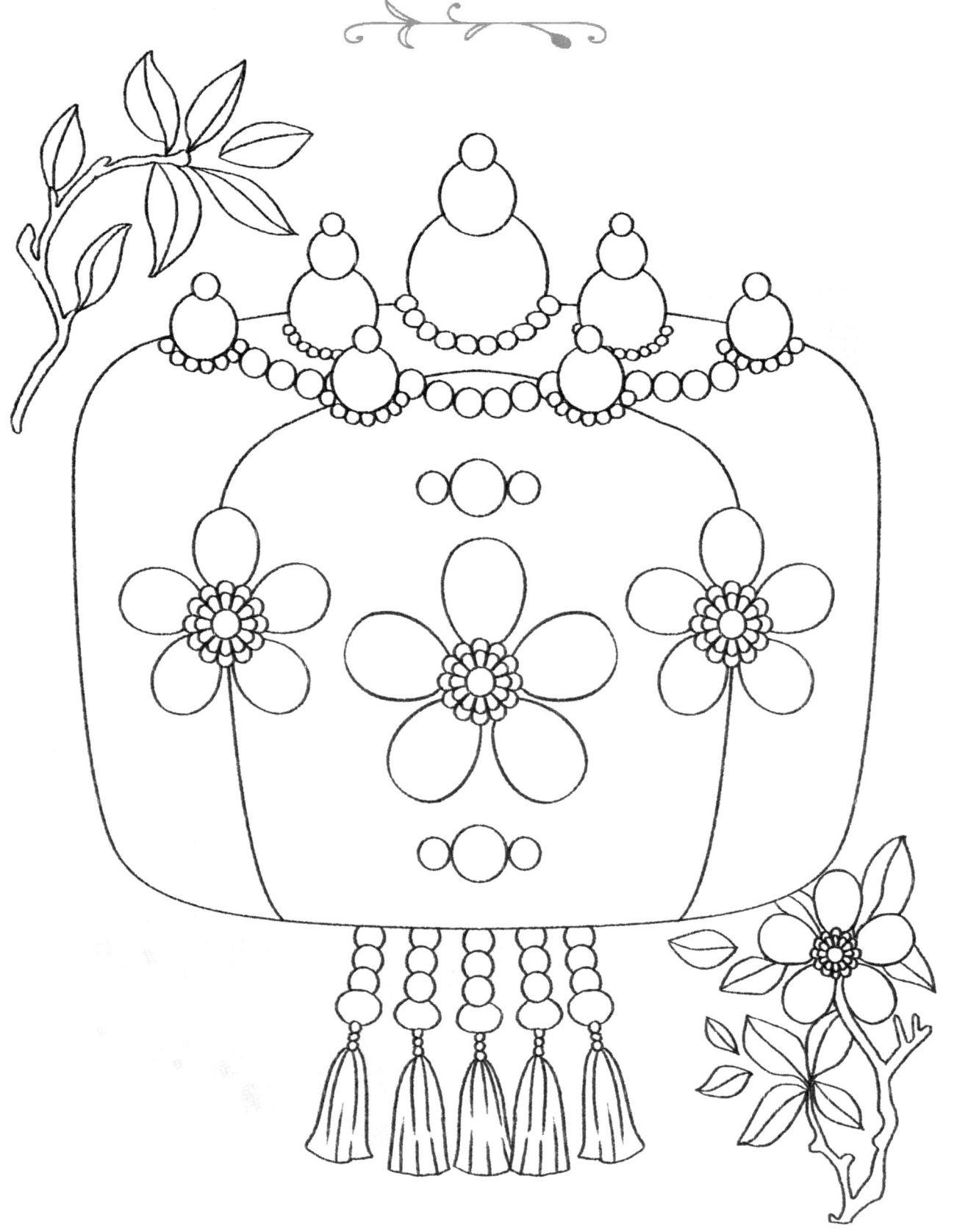

누군가에게 받았던 선물 중 가장 기뻤던 물건은 무엇인가요?

아이들이 입는 까치두루마기

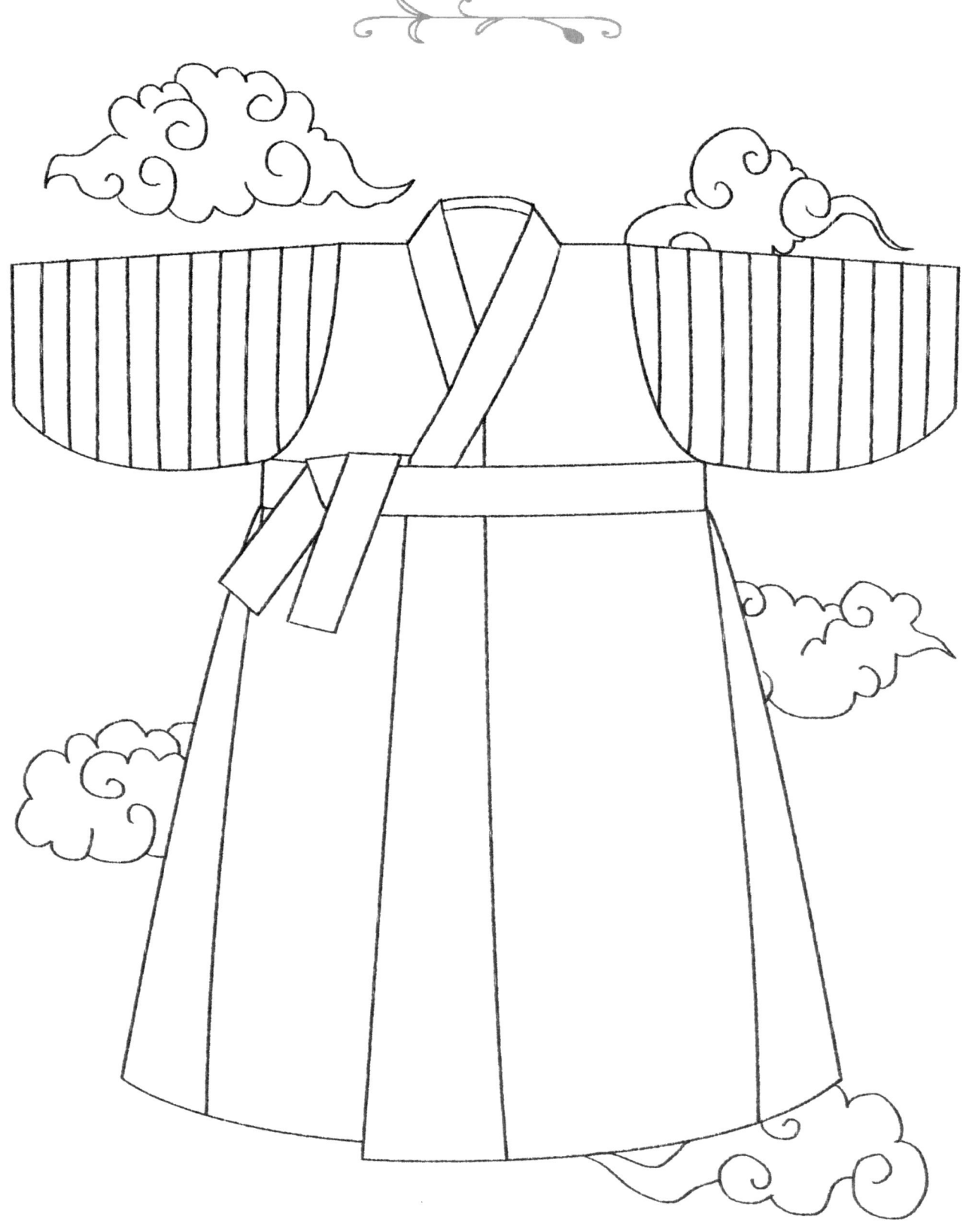

손자나 손녀가 있나요?

나팔을 닮은 나팔바지

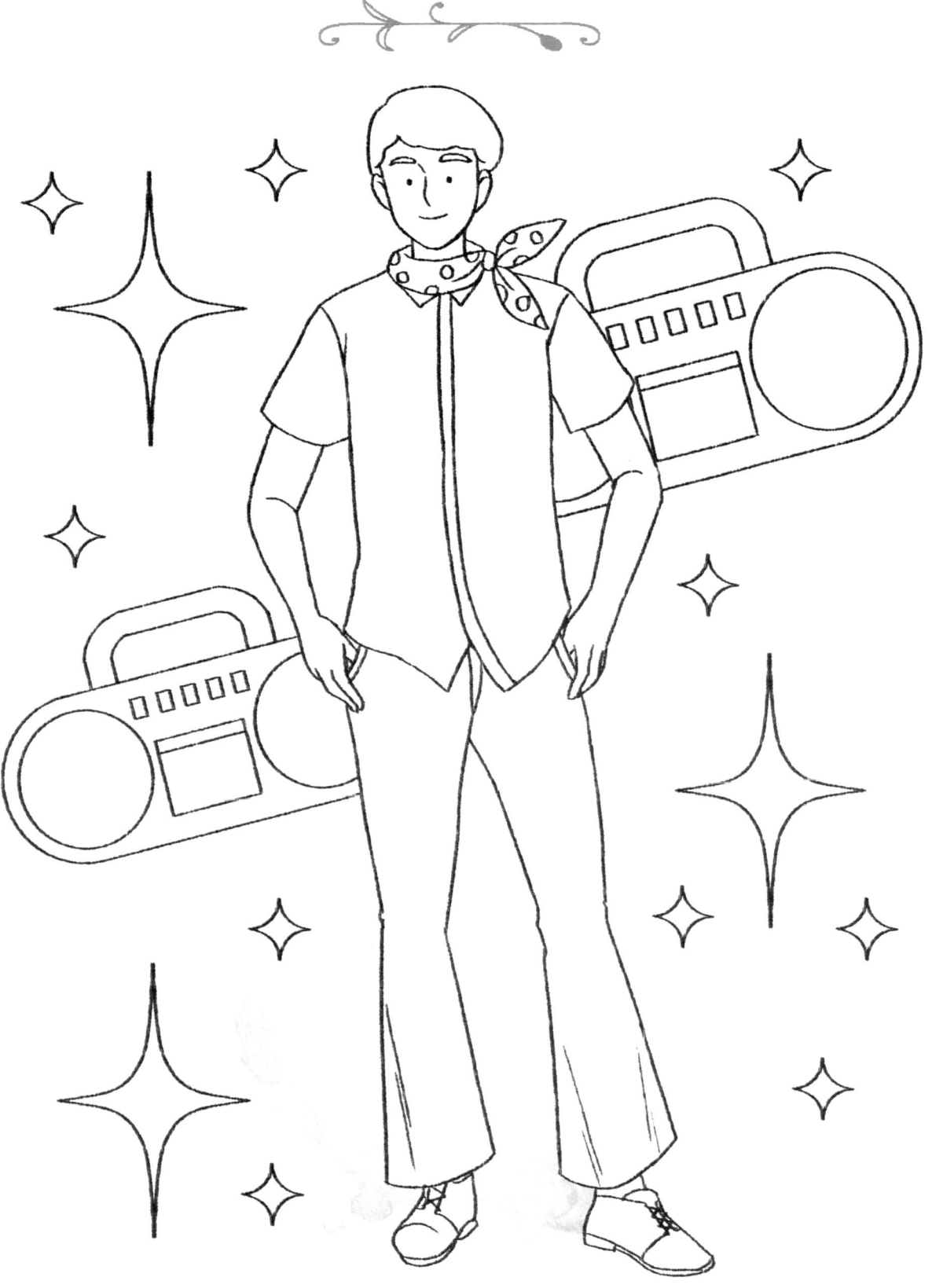

내가 멋을 낼 때 입는 옷은 무엇인가요?

화려한 땡땡이 옷

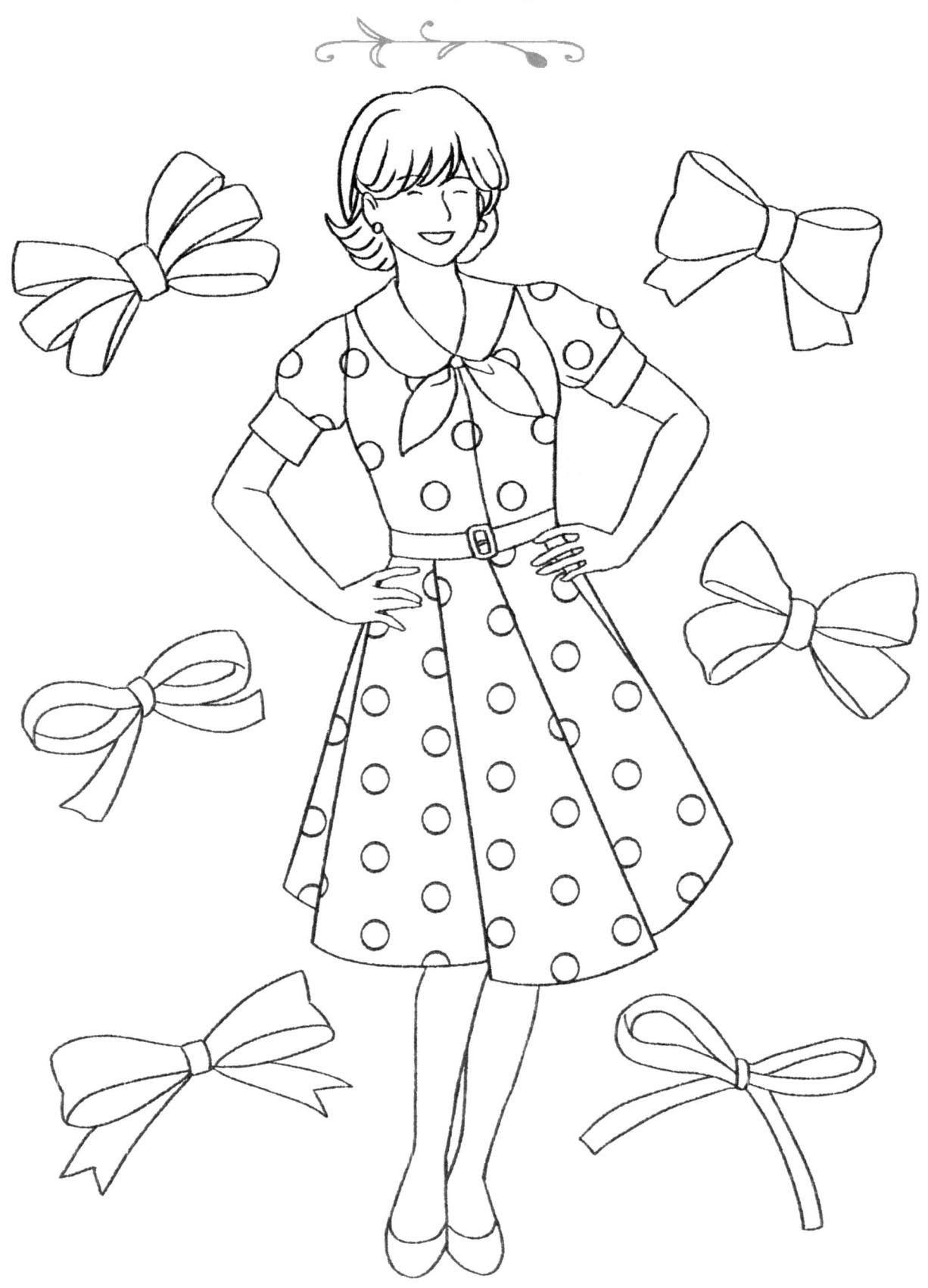

나는 어릴 때 어떤 옷을 즐겨 입었나요?

머리를 고정하는 비녀

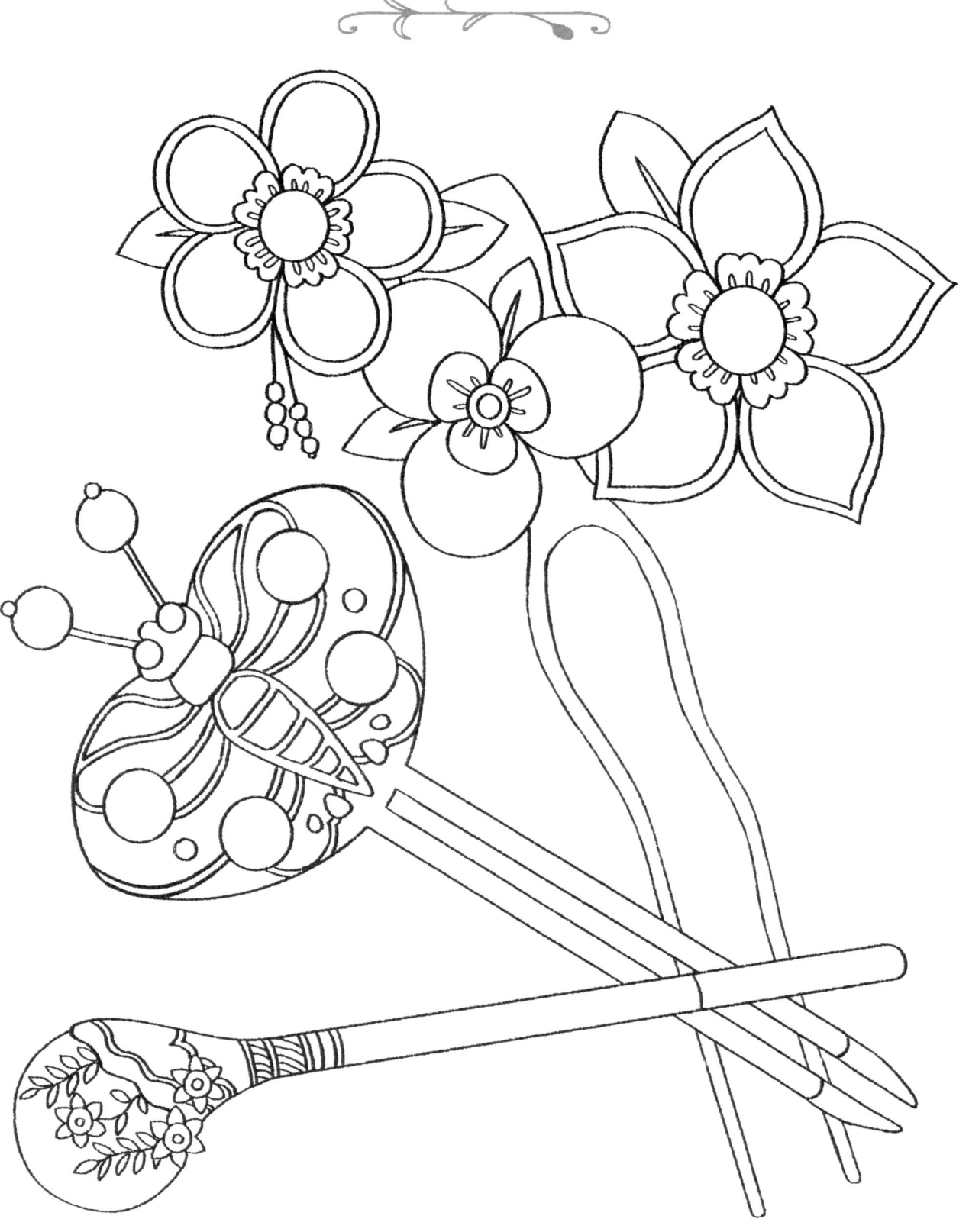

최근에 미용실에 들러서 머리를 다듬은 적이 있나요?

너풀너풀 사물놀이옷

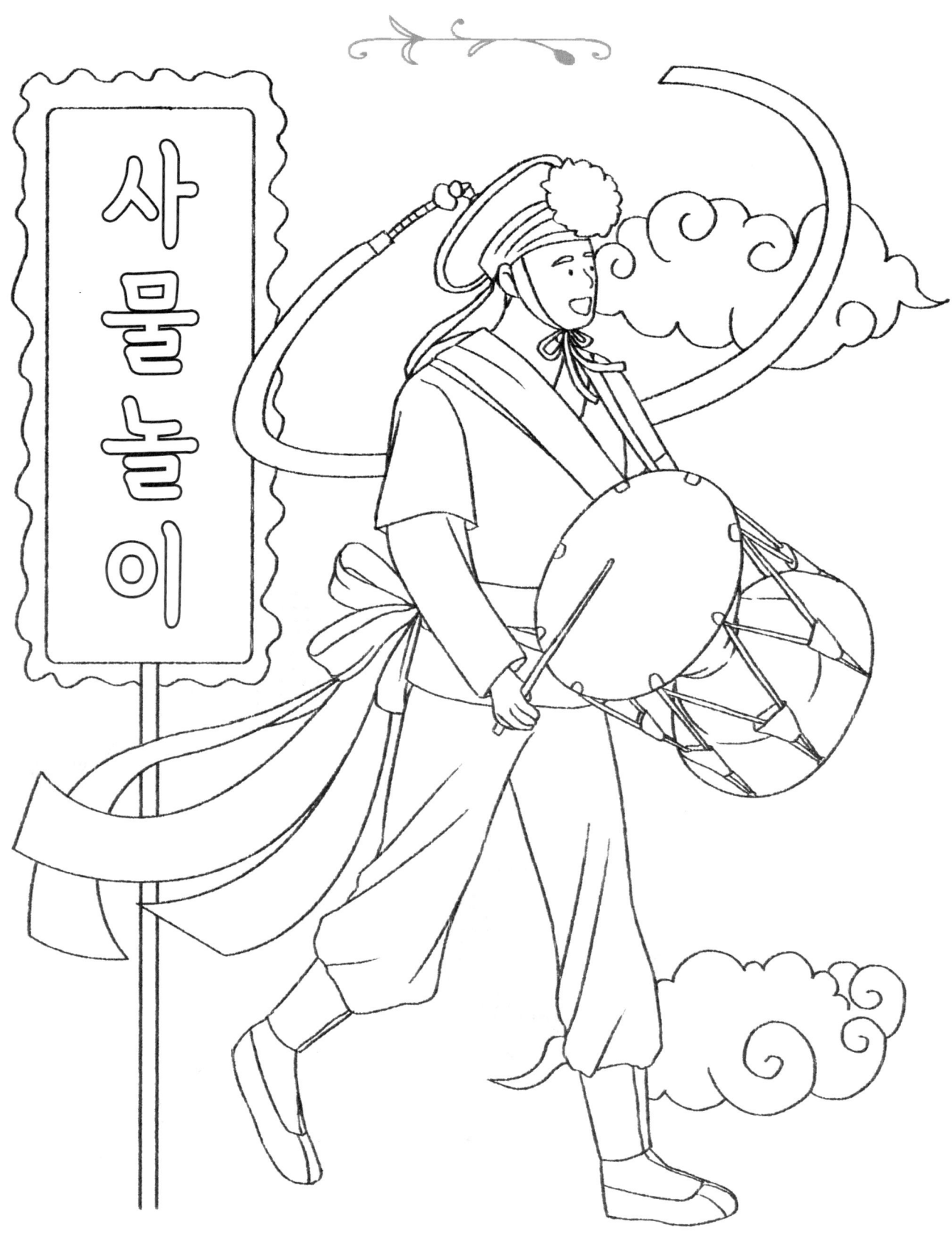

사물놀이

공연과 관련된 추억이 있나요?

각양각색의 모자

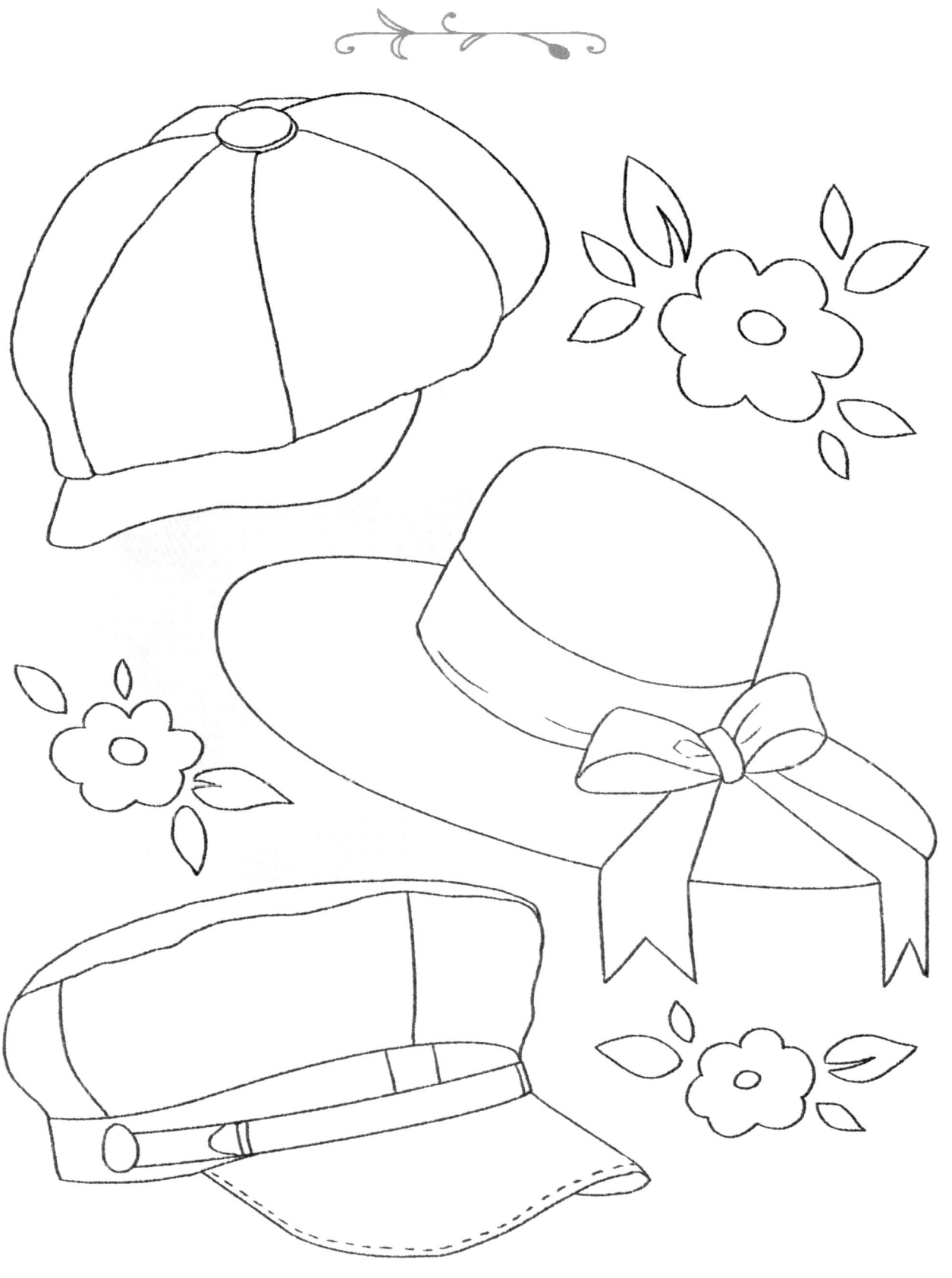

나는 어떨 때 모자를 쓰나요?

떡볶이 코트, 더플코트

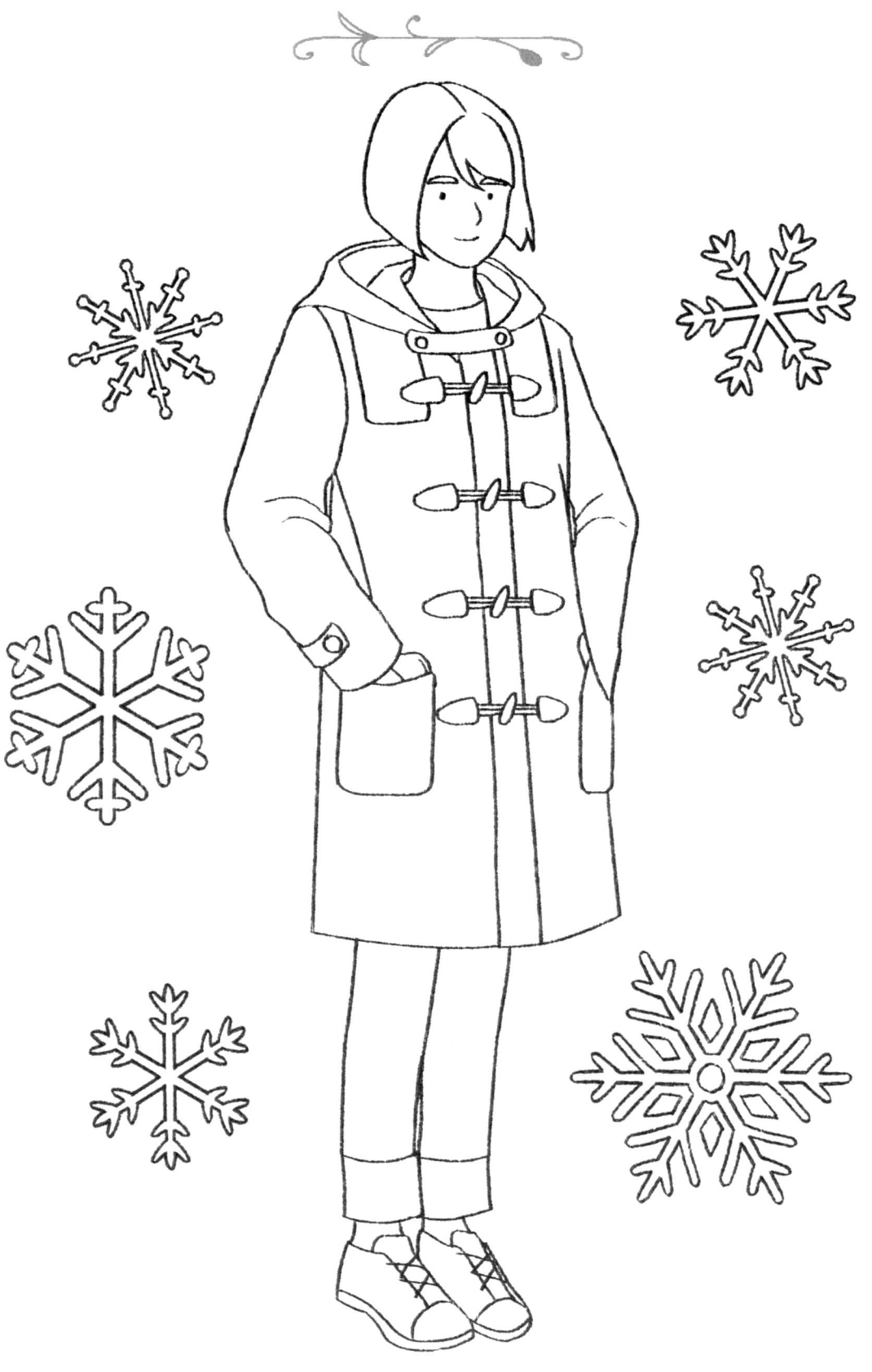

겨울에 즐겨 하는 일이 있나요?

단정한 두루마기

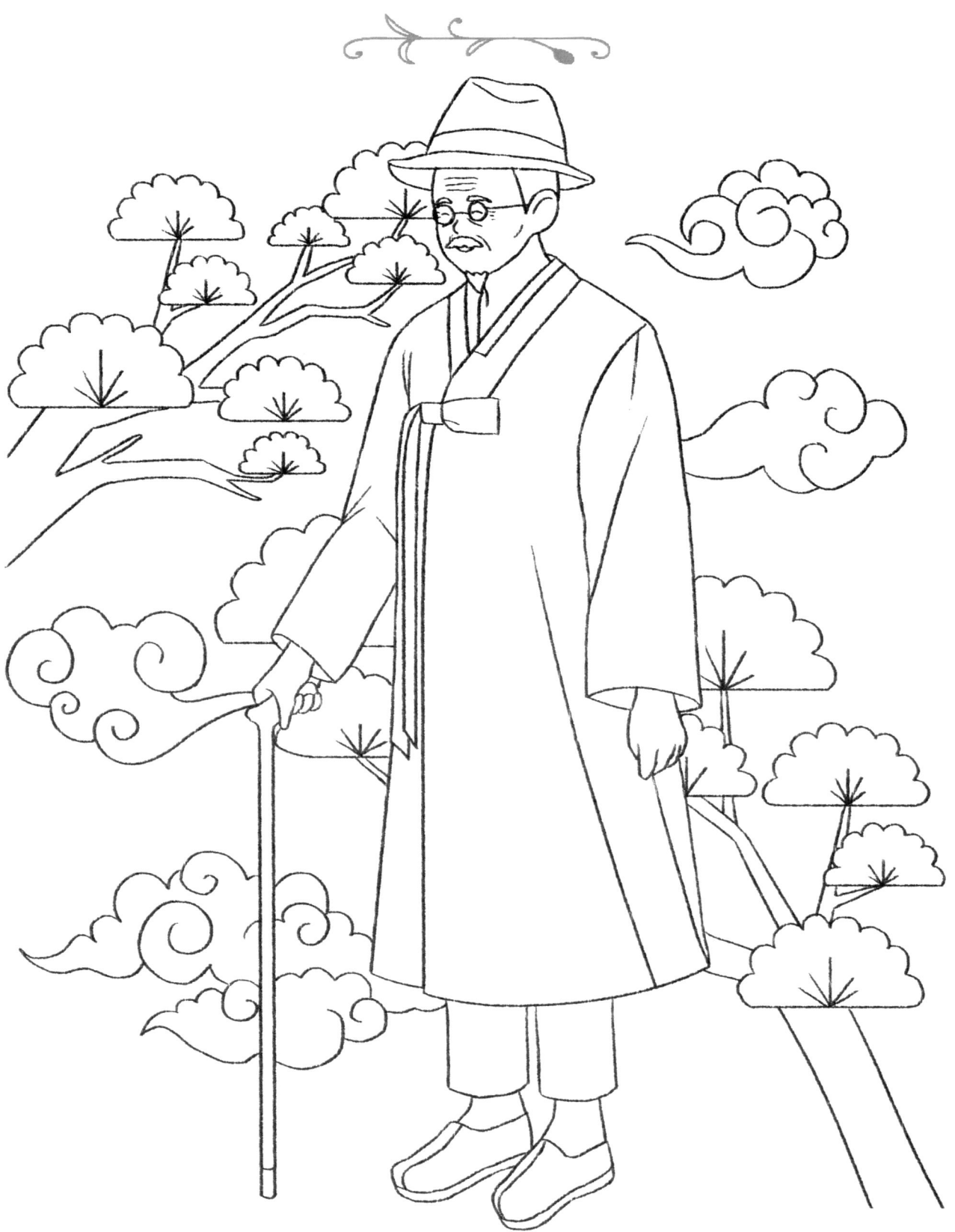

할아버지와 할머니에 대한 추억을 떠올려 보세요.

빳빳한 청재킷

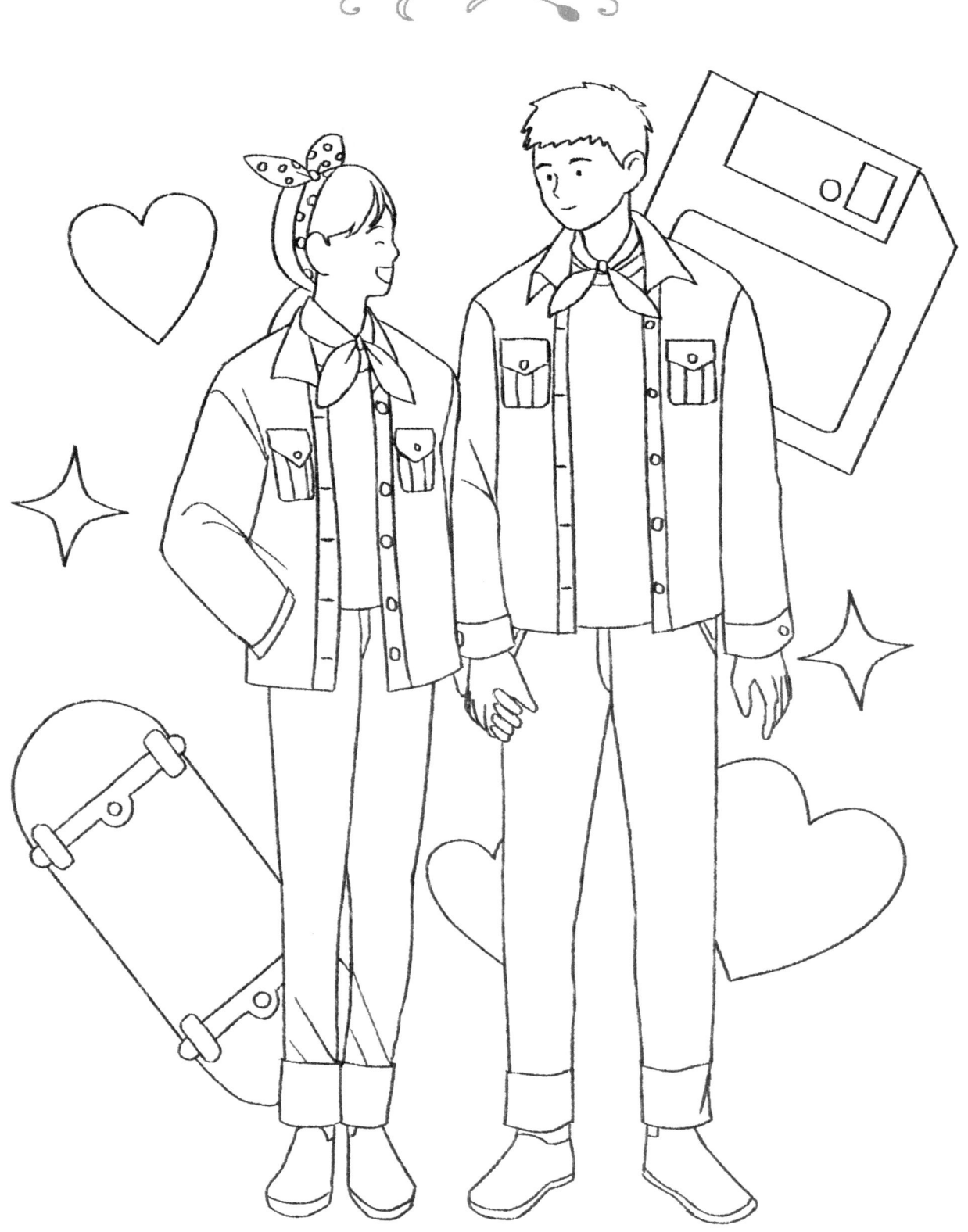

누군가와 옷을 맞춰서 입어본 적이 있나요?

하늘하늘 아름다운 당의

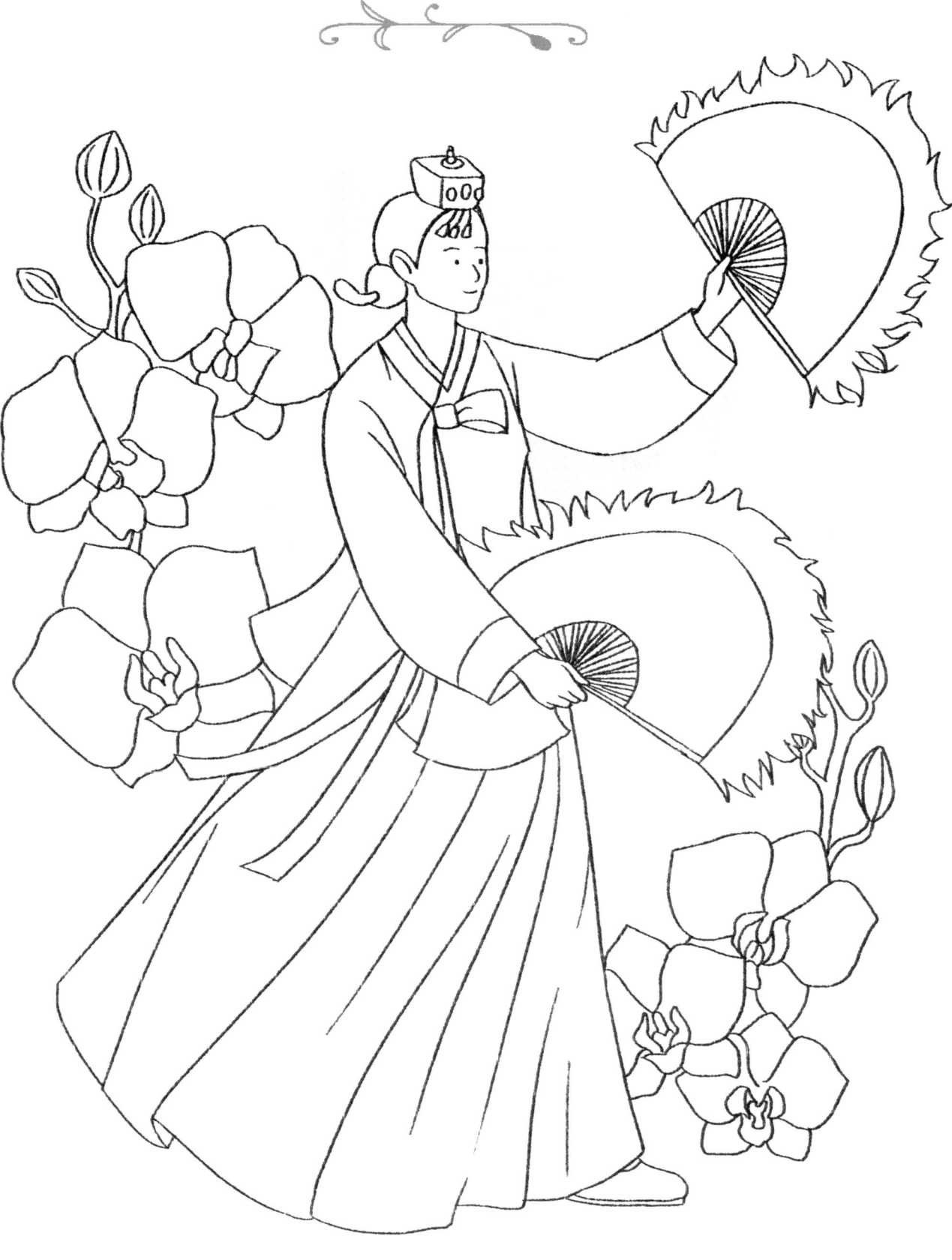

부채춤 공연을 본 적 있나요?

멋쟁이 필수품, 선글라스

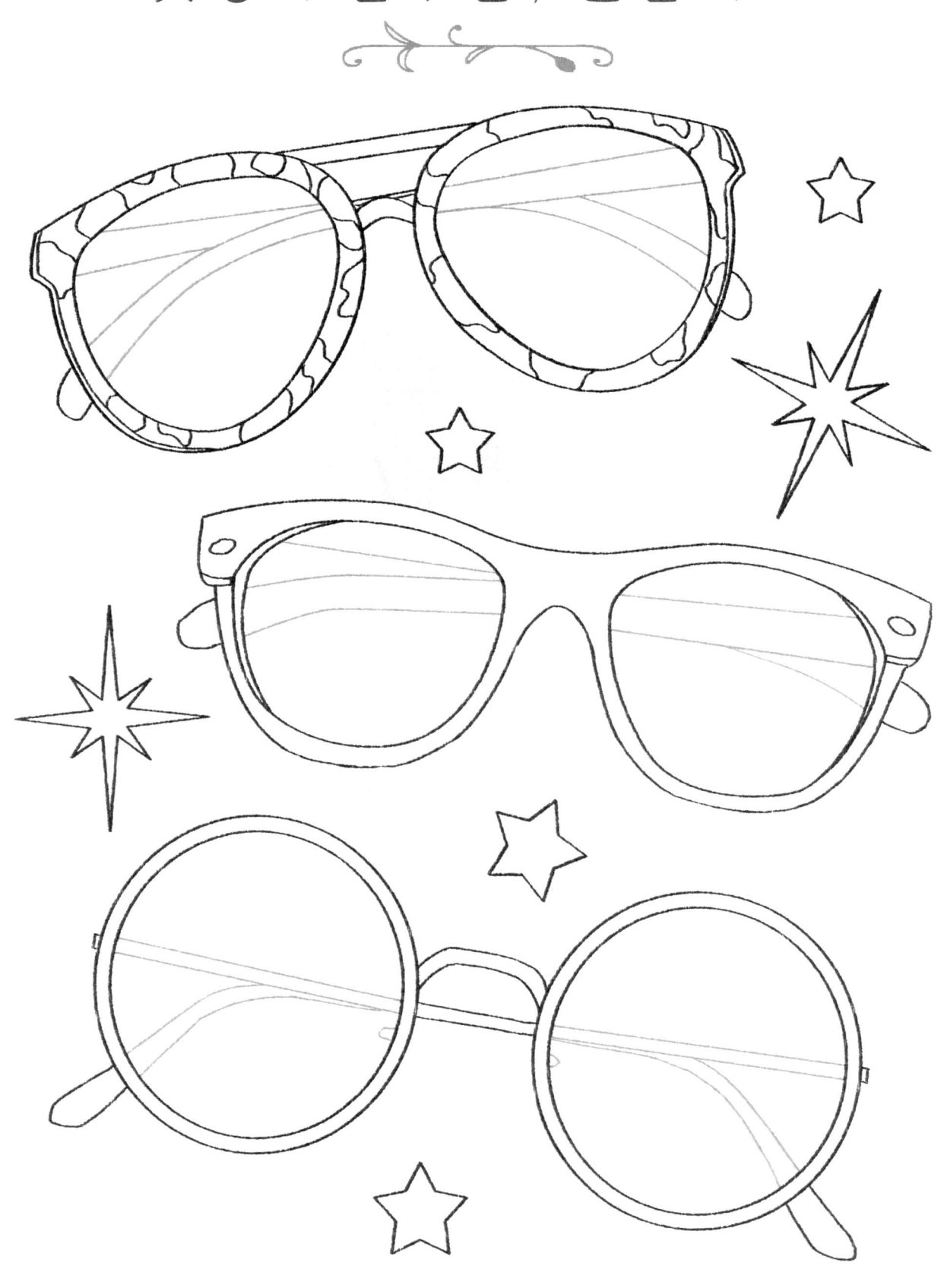

선글라스나 안경을 써본 적 있나요?